Baixo índice glicêmico   2

Receitas deliciosas para uma vida saudável

RESUMO :

- 5. Salsichas Toulouse com curry de lentilha e cenoura
- 6. Legumes e grão de bico vegetal
- 7. Endívias com peito de frango gratinado
- **Ideias para sobremesas e lanches**
- 1. Bolo faba de limão e água
- 2. Batido de banana e chocolate
- 3. Smoothie de pêra e canela
- 4. Compota de medronho
- 5. Panquecas doces de aveia okara
- 6. Biscoitos de aveia
- 7. Pudim sem massa
- 8. Frutas assadas com especiarias
- 9. Bolo de trigo sarraceno e banana
- 10. Batido de maçã e manteiga de amendoim com sementes de chia
- 11. Fatias de maçã com manteiga de amendoim
- 12. Bolas energéticas de manteiga de amendoim
- **Ideia de cardápio para refeições com baixo índice glicêmico**

Apresentação do Autor: Ig Bas

Sou um autor apaixonado e um forte defensor da saúde e do bem-estar. Depois de transformar profundamente meu estilo de vida por meio de uma dieta de baixo índice glicêmico, agora compartilho meus conhecimentos e experiências por meio de livros.

Neste segundo livro, "Alimentos de Baixo Índice Glicêmico: Receitas Deliciosas para uma Vida Saudável", aprofundo ainda mais meu compromisso com uma alimentação balanceada. Com base na minha primeira experiência de sucesso, continuo a explorar os benefícios de uma cozinha saborosa, acessível e amiga da saúde.

Sua jornada

Após exames médicos que revelaram níveis preocupantes de açúcar no sangue, tomei a decisão de mudar radicalmente o meu estilo de vida. Ao eliminar o açúcar e adotar uma dieta focada em ingredientes com baixo índice glicémico, ao caminhar diariamente e nadar na piscina ou no mar, não só perdi peso, como recuperei energia e um bem-estar notável. Meu primeiro livro já inspirou muitas pessoas a fazerem o mesmo, e este novo volume é uma continuação dessa abordagem.

O que você encontrará neste livro

- Conselhos práticos: Dicas de como integrar essas receitas no seu dia a dia e melhorar sua saúde sem abrir mão do prazer de comer bem.

- Guias Nutricionais: Uma explicação detalhada do que é o índice glicêmico e por que ele é crucial para manter uma boa saúde.

- Receitas Saborosas: Receitas fáceis de preparar, que vão desde pratos principais até sobremesas, que promovem a diversidade e o sabor, mantendo-se fiéis aos princípios de uma dieta de baixo índice glicêmico.

Ig Bas dedica este livro a todos aqueles que procuram um estilo de vida mais saudável. Com uma abordagem motivadora e conselhos acessíveis, ele demonstra mais uma vez que escolhas alimentares simples podem ter um enorme impacto no nosso bem-estar geral.

Acompanhe a Ig Bas nesta aventura culinária e descubra como uma mudança de perspectiva sobre a alimentação pode transformar sua vida.

Dicas práticas para incorporar receitas de baixo índice glicêmico

1. Planeje suas refeições:
   - Reserve um tempo toda semana para planejar suas refeições. Isso permitirá que você escolha receitas com baixo índice glicêmico e faça uma lista de compras adequada, evitando assim escolhas impulsivas.

2. Prepare-se com antecedência:
   - Cozinhe em grandes quantidades e congele porções de suas receitas favoritas. Isso facilitará nos dias em que você não tiver tempo para cozinhar.

3. Use ingredientes básicos:
   - Armazene alimentos com baixo índice glicêmico em sua cozinha, como legumes, grãos integrais, vegetais frescos e nozes. Ter esses ingredientes em mãos irá inspirá-lo a preparar refeições saudáveis.

4. Edite suas receitas favoritas:
  - Adapte suas receitas clássicas substituindo
ingredientes de alto índice glicêmico por alternativas
mais saudáveis. Por exemplo, use farinha de amêndoa
em vez de farinha branca ou opte por adoçantes naturais
em vez de açúcar refinado.

5. Coma com atenção:
  - Aproveite o tempo para saborear cada pedaço de suas
refeições. Isso não só o ajudará a apreciar os sabores,
mas também a regular melhor o apetite.

6. Incorpore vegetais em todas as suas refeições:
  - Adicione vegetais a todos os pratos, sejam saladas,
sopas ou pratos principais. Eles são ricos em fibras e
nutrientes, mas têm impacto mínimo no açúcar no
sangue.

7. Hidrate-se adequadamente:
  - Beba bastante água ao longo do dia (1,5 litros a 2
litros de água/dia). Substitua as bebidas açucaradas por
infusões sem açúcar ou águas aromatizadas para
satisfazer seus desejos de sabor.

8. Faça lanches saudáveis:
   - Prepare lanches saudáveis, como nozes, palitos de
vegetais com homus ou frutas frescas. Isso pode ajudá-lo
a evitar lanches prejudiciais à saúde.

9. Ouça o seu corpo:
   - Aprenda a reconhecer sinais de fome e saciedade.
Coma quando estiver realmente com fome e pare quando
estiver satisfeito.

10. Compartilhe suas refeições:
   - Convide sua família ou amigos para compartilhar
uma refeição preparada com receitas de baixo índice
glicêmico. Isso tornará a experiência gastronômica ainda
mais agradável!

Ao integrar essas dicas práticas em sua vida diária, você
poderá adotar facilmente uma dieta de baixo índice
glicêmico sem sacrificar o prazer de comer bem. Cuidar
da saúde pode ser uma experiência deliciosa e
gratificante!

O que é o índice glicêmico e por que é crucial para a saúde?

Qual é o índice glicêmico?
O índice glicêmico (IG) é uma medida que classifica os alimentos com base em seu impacto nos níveis de glicose (açúcar) no sangue após o consumo. Alimentos com alto índice glicêmico (como pão branco, doces e alimentos processados) causam um rápido aumento no açúcar no sangue, enquanto aqueles com baixo índice glicêmico (como vegetais, legumes e grãos integrais) causam um aumento mais rápido e lento. nível de açúcar no sangue mais estável.

Aqui está como o GI é geralmente classificado:
- Baixo IG: 0 a 55
- IG moderado: 56 a 69
- Alto IG: 70 e acima

Por que o Índice Glicêmico é crucial para a saúde?

1. Controle de açúcar no sangue:
   - Alimentos com baixo índice glicêmico ajudam a estabilizar os níveis de glicose no sangue, reduzindo o risco de picos e quedas repentinas de açúcar no sangue. Isto é especialmente importante para pessoas que têm diabetes ou que procuram prevenir esta doença.

2. Controle de peso:
   - Alimentos com baixo IG geralmente são mais ricos em fibras e nutrientes, o que promove saciedade. Isso pode ajudar a reduzir os desejos e os lanches, facilitando o controle do peso a longo prazo.

3. Energia Sustentável:
   - Consumir alimentos com baixo índice glicêmico ajuda a manter um nível de energia constante ao longo do dia. Isso evita a fadiga associada às flutuações de açúcar no sangue, muitas vezes causadas por alimentos com alto IG.

4. Prevenção de Doenças Crônicas:

- Uma dieta rica em alimentos com baixo índice glicémico está associada a um risco reduzido de desenvolvimento de doenças crônicas, como doenças cardíacas, obesidade e certos tipos de cancro. Isto se deve à melhoria geral da saúde metabólica e à redução da inflamação no corpo.

5. Melhor qualidade alimentar:

- Muitas vezes, os alimentos com baixo IG, como frutas, vegetais, nozes e grãos integrais, são menos processados e contêm mais nutrientes essenciais. Ao integrar esses alimentos em sua dieta, você promove um equilíbrio nutricional ideal.

Dicas nutricionais para incorporar o baixo índice glicêmico em sua dieta:

- Escolha grãos integrais: opte por grãos integrais e massas em vez de produtos refinados.
- Consuma leguminosas: Inclua lentilhas, feijão e grão de bico em seus pratos para aumentar o teor de proteínas e fibras.
- Dê preferência a frutas e vegetais: dê preferência a frutas inteiras em vez de sucos e escolha uma variedade de vegetais frescos em cada refeição.
- Limite os açúcares adicionados: Evite alimentos processados ricos em açúcares adicionados e aprenda a ler os rótulos dos alimentos.
- Equilibre suas refeições: Combine carboidratos de baixo IG com proteínas magras e gorduras saudáveis para saciedade prolongada.

Ao prestar mais atenção ao índice glicêmico dos alimentos, você pode tomar decisões dietéticas mais informadas, melhorar sua saúde geral e experimentar uma dieta mais saborosa e satisfatória.

Aqui estão algumas dicas e truques para ajudá-lo a diminuir o índice glicêmico de suas refeições e controlar melhor o açúcar no sangue:

Dicas e truques para reduzir o índice glicêmico

1. Prefira alimentos integrais:
   - Escolha alimentos não processados, como vegetais, frutas integrais, grãos integrais e proteínas nomeadas. Evite alimentos refinados e processados que geralmente contêm açúcares adicionados.

2. Opte por grãos integrais:
   - Substitua o pão branco, o arroz branco e as massas refinadas pelas suas versões integrais (pão integral, arroz integral, macarrão integral). Esses alimentos têm índice glicêmico mais baixo e também são mais ricos em fibras.

3. Inclua proteínas e gorduras saudáveis:
   - Adicione fontes de proteína (como carnes magras, peixes, ovos, legumes) e gorduras saudáveis (como abacate, nozes, azeite) às suas refeições. Isso retarda a

digestão e absorção de carboidratos, reduzindo os picos
de açúcar no sangue.

4. Coma alimentos ricos em fibras:
  - Aumente a ingestão de fibras incluindo vegetais,
frutas, sementes e legumes em sua dieta. A fibra ajuda a
retardar a absorção de carboidratos e estabilizar os níveis
de açúcar no sangue.

5. Não pule refeições:
  - Coma regularmente ao longo do dia para evitar
quedas de açúcar no sangue que podem causar desejos
por açúcar. Refeições equilibradas e lanches saudáveis
mantêm os níveis de energia estáveis.

6. Use adoçantes naturais:
  -Se precisar de um pouco de doçura, opte por
adoçantes naturais como stévia ou xarope de bordo em
pequenas quantidades, em vez de açúcar refinado.

7. Escolha os métodos de cozimento:
  - Prepare a sua comida cozinhando a vapor, assado,
espetando ou grelhando, em vez de fritar. Esses métodos
ajudam a preservar os nutrientes e evitar a adição de

gorduras que podem influenciar negativamente o açúcar no sangue.

8. Evite comer rápido:

- Aproveite o tempo para comer e saborear cada mordida. Isso ajuda a regular melhor o apetite e a evitar consumir muitos carboidratos em pouco tempo.

9. Concentre-se em vegetais crus:

- Comer vegetais crus ou levemente cozidos (como cozidos no vapor) pode ajudar a diminuir o índice glicêmico dos alimentos que você ingere. O cozimento prolongado pode aumentar o IG de certos alimentos.

10. Preste atenção às porções:

- Limite o tamanho das porções, especialmente alimentos com índice glicêmico mais alto. Mesmo alimentos saudáveis podem afetar o açúcar no sangue se consumidos em excesso.

11. Hidrate-se:

- Beba muita água e evite bebidas açucaradas. A hidratação ajuda a manter um metabolismo saudável e a regular o desejo por açúcar.

12. Adicione especiarias:

- Certas especiarias como canela, açafrão e gengibre podem ajudar a regular os níveis de açúcar no sangue. Incorpore-os em seus pratos para adicionar sabor e benefícios adicionais.

Ao implementar essas dicas e truques, você pode mudar sua dieta para favorecer escolhas saudáveis e de baixo índice glicêmico, ajudando a estabilizar o açúcar no sangue e a melhorar seu bem-estar geral.

Aqui está uma lista de fontes de proteína
saudáveis que você pode incorporar em sua dieta
para ajudar a estabilizar o açúcar no sangue e
melhorar sua saúde:

Fontes de proteína para consumir

1. Carnes magras:
   - Frango (peito, coxa sem pele)
   - Na religião
   - Carne magra (como filé ou striploin)
   - Carne de porco (filé mignon)

2. Peixes e Frutos do Mar:
   - Salmão (rico em ômega-3)
   - Truta
   - Sardinhas
   - Cavalinha
   - Camarão

3. Ovos:
   - Ovos inteiros ou claras, excelente fonte de proteínas
de alta qualidade.

4. Leguminosas:
   - Lentes
   - Grão de bico
   - Feijão preto
   - Feijão vermelho
   - Feijão (como feijão branco ou feijão selvagem)

5. Produtos lácteos:
   - Iogurte grego (de preferência sem adição de açúcar)
   - Queijo tipo cottage
   - Leite (ou leite vegetal enriquecido com proteínas)

6. Nozes e sementes:
   - Amêndoas
   - Castanha de caju
   - Noz
   - Sementes de chia
   - Sementes de linhaça
   - Sementes de girassol

7. Substitutos de Carne:
   - Tofu (rico em proteínas e versátil)
   - Tempeh (fonte de soja fermentada com melhor digestibilidade)

- Seitan (feito de glúten de trigo, rico em proteínas)

8. Cereais integrais:
  - Quinoa (considerada um grão integral e boa fonte de proteína)
  - Aveia (especialmente aveia integral)

Dicas para incluir mais proteína em sua dieta:

- Adicione legumes às suas saladas e sopas.
- Prepare omeletes com legumes e temperos no café da manhã.
- Escolha lanches à base de iogurte grego com frutas e nozes.
- Opte por peixes pelo menos duas vezes por semana.
- Explore pratos à base de tofu ou tempeh (produto alimentar à base de soja fermentada, é uma rica fonte de proteínas, conhecida pelos seus inúmeros benefícios nutricionais), marinando-os e grelhando-os.

Ao incorporar essas fontes de proteína em sua dieta, você não apenas promove um melhor controle do açúcar no sangue, mas também fornece ao corpo os nutrientes necessários para uma saúde ideal.

Aqui estão algumas ideias para entradas saborosas adaptadas a um baixo índice glicêmico (baixo IG)

Aqui está uma receita de salada de quinoa e legumes com proporções precisas para cada ingrediente:

Salada de quinoa e legumes

Ingredientes para 4 pessoas:

- 200 g de quinoa ou bulgur crua (cerca de 600 g cozidos)
- 1 pimentão vermelho picado
- 1 pimentão amarelo picado
- 1 pimentão verde picado
- 1 pepino em cubos
- 200 g de tomate cereja cortado ao meio
- 1 abacate em cubos (opcional)

- 3 colheres de sopa de suco de limão (cerca de 1 a 2 limões)
- 4 colheres de sopa de azeite
- Sal e pimenta a gosto
- 1/2 xícara de ervas frescas (salsa ou coentro), picadas

Preparação:

1. Cozinhando a quinoa:
   - Lave a quinoa em água fria para tirar o amargor.
   - Numa panela, ferva 600 ml de água (ou 2 partes de água para 1 parte de quinoa).
   - Adicione a quinoa e uma pitada de sal. Reduza o fogo para médio-baixo, tampe e cozinhe por cerca de 15 minutos ou até que a água seja absorvida e a quinoa esteja macia.
   - Retire do fogo, deixe descansar por 5 minutos e depois solte com um garfo.

2. Preparação de vegetais:
   - Enquanto a quinoa cozinha, prepare o pimentão, o pepino, o tomate cereja e o abacate (opcional). Coloque-os em uma tigela grande.

3. Monte a salada:
   - Adicione a quinoa cozida e resfriada aos legumes da tigela.
   - Regue com suco de limão e azeite. Tempere com sal e
pimenta.
   - Adicione as ervas frescas picadas e misture delicadamente
para combinar bem todos os ingredientes.

4. Sirva:
   - Leve a salada à geladeira por cerca de 30 minutos antes de
servir para permitir que os sabores se misturem, ou sirva
imediatamente.

 Sugestões:
- Você pode adicionar outros ingredientes de acordo com seu
gosto, como azeitonas, rabanetes, nozes ou sementes para
mais crocância.
- Esta salada é perfeita para uma refeição ligeira, como
acompanhamento ou para um piquenique.

Aproveite sua salada de quinoa e vegetais!

Salada de Bulgur com Legumes

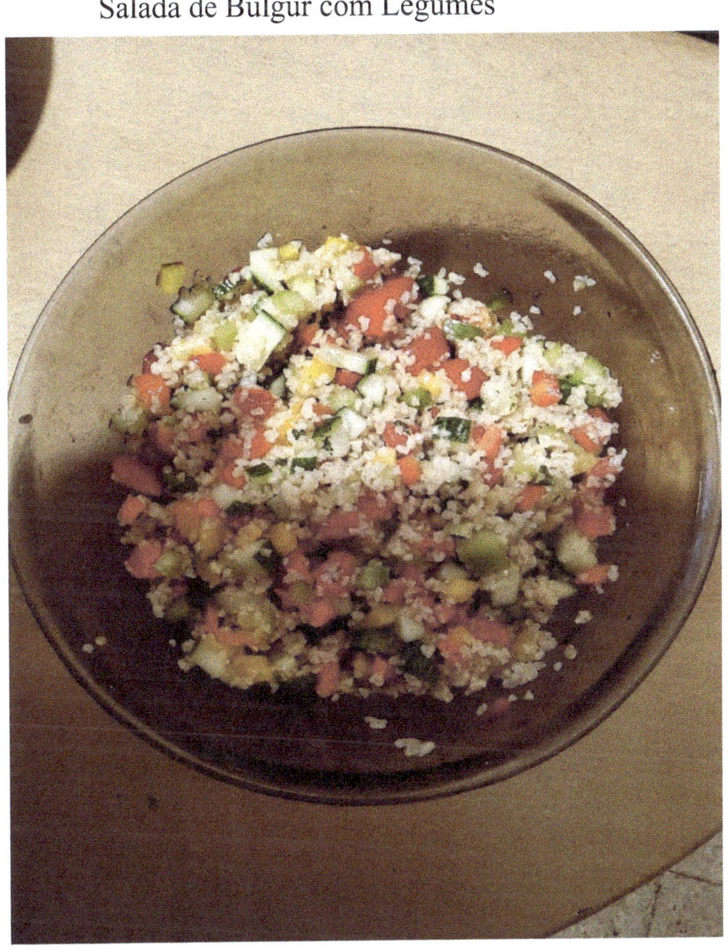

Bolinhos de quinoa de grão de bico

Incrível ! Esta receita de quinoa e grão de bico é melhor que carne! Receita de grão de bico rica em proteínas! [Vegano]

Ingredientes:
240 g de grão de bico em lata
90g (1/2 xícara) de quinoa enxaguada
60g de nozes picadas
1 cebola
2 dentes de alho
2 metades de pimenta, 1 vermelha e 1 amarela ou 1 inteira à sua escolha

Instruções:
 1ª Culinária de Quinoa:
 Enxágue bem a quinoa e coloque-a em uma panela com água (proporção 2:1 água/quinoa).

Cozinhe por cerca de 15 minutos até ficar totalmente cozido e borbulhante. Escorra o excesso de água e reserve.

2° Prepare o grão de bico:
Escorra o grão de bico e amasse-o com um garfo em uma tigela grande. Você também pode usar um processador de alimentos para obter uma textura mais lisa.

3° Doure a cebola eo alho:
Em uma frigideira levemente untada com óleo, refogue a cebola fatiada em fogo médio até ficar macia (cerca de 3-4 minutos).
Adicione o alho picado e as sementes de cominho e cozinhe por mais um minuto até ficar perfumado.

4. Misture os ingredientes:
Na tigela com o purê de grão de bico, adicione a quinoa cozida, a cebola e o alho salteados, as nozes moídas, o pão ralado (ou migalhas de grão de bico) e o fermento nutricional (se for usar).

Tempere com pimentão, ervas secas, flocos de pimenta
coreana (opcional) e sal a gosto.
Misture tudo bem até que todos os ingredientes estejam
bem combinados.

5. Forme as bolas:
Pré-aqueça o forno a 350°F (180°C).

Unte levemente ou forre uma assadeira com papel
manteiga.
Com as mãos, forme bolas de 30 g da mistura e
coloque-as na assadeira preparada.
Pulverize ou pincele levemente as bolas com óleo para
ajudá-las a ficarem crocantes no forno.

6. Cozinhe:
Asse por 15 minutos ou até que as bolinhas estejam
douradas e levemente crocantes por fora.

Sugestões de apresentação:
Com molho: Sirva com iogurte sem leite, creme ou
molho de tomate picante.

Com salada: Sirva com uma salada verde fresca para
uma refeição completa e nutritiva.
Lanche ou aperitivo: Desfrute como lanche rico em
proteínas ou como aperitivo com molho.

Bolinhos de quinoa/bulgur, grão de bico, pimentão

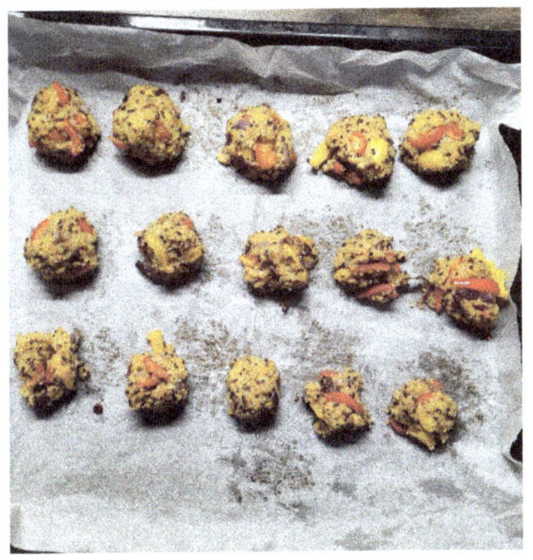

Dicas de culinária:

Quinoa: Certifique-se de que a quinoa esteja bem escorrida para evitar excesso de umidade na mistura.

Textura: Para uma mistura mais lisa, use um processador de alimentos para moer o grão de bico e misturar os ingredientes.

Tempero: Ajuste o tempero a gosto; adicione flocos de pimenta adicionais para aumentar o calor ou aumente as ervas secas para obter mais sabor.

Benefícios nutricionais:
Rico em proteínas: Grão de bico, quinoa e nozes são uma excelente fonte de proteína vegetal.

Rico em fibras: promove uma digestão saudável e mantém você saciado por mais tempo.
Vitaminas B: A levedura nutricional fornece sabor de queijo ao mesmo tempo que adiciona valiosas vitaminas B.

Informações dietéticas:

Sem glúten: Use migalhas de grão de bico ou pão ralado sem glúten.

Sem laticínios e vegano: Esta receita é naturalmente sem laticínios e 100% vegetal.

Armazenar:

Leve à geladeira: Guarde as sobras em um recipiente hermético na geladeira por até 3 dias.
Reaquecimento: Aqueça-os no forno a 180°C (350°F) durante 10 a 12 minutos para manter a crocância.

Por que você vai adorar esta receita:

Fácil de preparar: Com passos e ingredientes simples, é muito fácil de preparar.

Nutritivo e farto: uma alternativa saudável e rica em proteínas às tradicionais almôndegas.

Versátil: sirva-os de diferentes maneiras em diferentes refeições.

Conclusão:

Estas bolinhas de grão de bico torradas e quinoa são uma adição deliciosa e nutritiva ao seu rodízio de refeições. Quer esteja à procura de um prato principal saudável ou de um lanche saudável, estas porções ricas em proteínas irão satisfazê-lo. Experimente-os com o seu molho preferido e desfrute de uma explosão de sabor e nutrição!

Fonte de proteína.

Aqui está uma receita simples e deliciosa de molho de iogurte, seja salgado ou doce. Este molho é leve e cheio de sabor, perfeito para acompanhar as suas panquecas.

Molho de Iogurte

Ingredientes:
- 250 g de iogurte natural (natural, grego ou vegetal)
- 1 colher de sopa de suco de limão
- 1 dente de alho picado ou prensado (opcional)
- 1 colher de chá de cominho em pó ou páprica (ajuste conforme sua preferência)
- 1 colher de sopa de azeite
- Sal e pimenta a gosto
- Ervas frescas (como hortelã, salsa ou coentros), picadas finamente (opcional)

Instruções:

1. Misture os ingredientes:
   - Numa tigela, adicione o iogurte natural, o suco de limão, o alho picado, o cominho (ou páprica) e o azeite.
   - Misture bem até obter uma consistência homogênea.
2. Temporada:
   - Adicione sal e pimenta a gosto. Se desejar, adicione também ervas frescas picadas para um sabor mais fresco.

3. Refrigerar:
   - Deixe o molho na geladeira por cerca de 15 a 30 minutos antes de servir. Isso permitirá que os sabores se misturem.

4. Sirva:
   - Sirva o molho de iogurte com seus ovos quentes. Também pode ser usado como molho para outros pratos

Variantes :
- Especiarias: Você pode experimentar outras especiarias como curry, tomilho ou endro.
- Adições: Para um molho mais suave, adicione um pouco de cream cheese ou queijo feta esfarelado.

Este molho de iogurte além de ser fácil de fazer, também dá um toque refrescante e saboroso aos seus hambúrgueres. Aproveite sua comida!

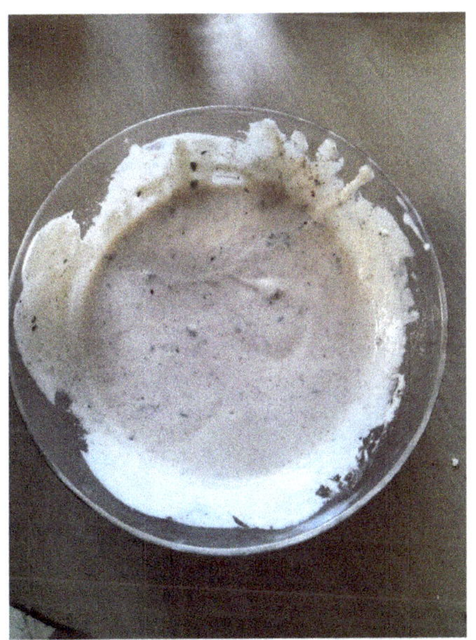

O molho de iogurte é um ótimo acompanhamento, mas é importante armazená-lo adequadamente para manter seu frescor e segurança alimentar. Aqui estão algumas dicas para conservação:

Armazenando Molho de Iogurte

1. Refrigeração
   - Duração: O molho de iogurte geralmente fica na geladeira por 3 a 5 dias.
   - Embalagem: Coloque o molho em um recipiente hermético para evitar absorver odores de outros alimentos da geladeira. Uma jarra de vidro ou um recipiente de plástico fechado é o ideal.

2. Congelamento (opcional)
   - Se quiser conservar o molho por mais tempo, pode congelar. No entanto, a textura pode mudar ligeiramente após o descongelamento.
   - Duração: No freezer o molho pode ser guardado por até 2 meses.

   - Embalagem:
Use um recipiente hermético ou sacos para freezer.
Deixe algum espaço para o iogurte se expandir à medida que congela.

3. Descongelamento

-Para usar molho congelado, descongele na geladeira
por algumas horas ou durante a noite. Evite descongelar
à temperatura ambiente para reduzir o risco de
crescimento de bactérias.

4. Sinais de expiração

- Antes de consumir o molho de iogurte, verifique se
há sinais de deterioração, como odor desagradável,
textura incomum ou presença de mofo. Se tiver alguma
dúvida, é melhor não consumir.

Dicas Adicionais
- Evite contaminação: utilize sempre utensílios limpos
para servir o molho para não contaminar o restante da
mistura.
- Especiarias e ervas: Se você estiver adicionando ervas
frescas ou ingredientes que podem estragar rapidamente,
é melhor adicioná-los antes de servir o molho.

Seguindo estas recomendações, você poderá saborear
seu molho de iogurte garantindo seu frescor e segurança.

Aqui estão algumas idéias para pratos de baixo índice glicêmico (baixo IG com e sem carne ou peixe:

Caril de Frango e Legumes

- Ingredientes:
  - 500 g de peito ou coxa de frango cortado em pedaços
  - 1 cebola picada
  - 2 cenouras cortadas em rodelas
  - 1 abobrinha em cubos
  - 400 ml de leite de coco
  - 2 colheres de sopa de pasta de curry (ou a gosto)
  - Azeite
  - Sal e pimenta

- instrução:
  1. Numa frigideira aqueça o azeite e frite a cebola até ficar translúcida.
  2. Adicione o frango e cozinhe até dourar
  3. Adicione os legumes, a pasta de curry e depois o leite de coco. Deixe ferver por 20 minutos. Sirva quente.

Caril de frango com legumes (aqui com mais líquido)

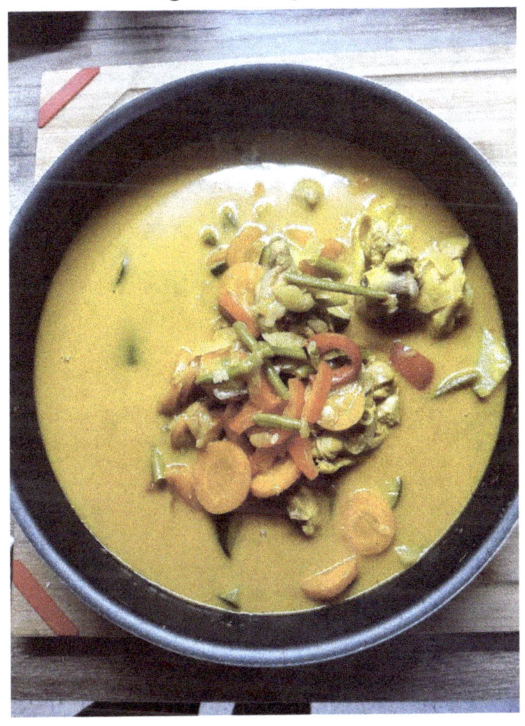

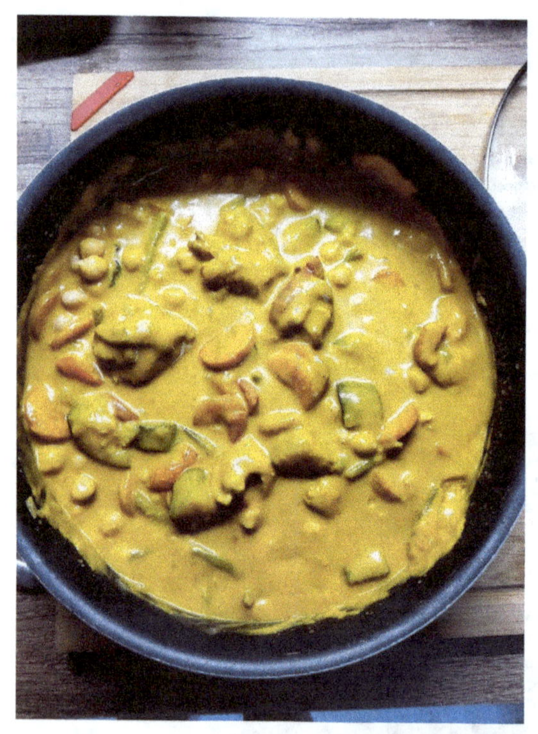

mesma receita com grão de bico

Aqui está uma receita deliciosa de berinjela recheada com baixo índice glicêmico. Esta receita usa ingredientes saudáveis e saborosos para criar um prato saudável e nutritivo.

Berinjela Recheada

Ingredientes para 4 pessoas
- 2 berinjelas grandes
- 200 g de carne moída magra (bovina, frango ou peru) ou proteínas vegetais, como tofu esfarelado
- 1 cebola média picada
- 2 dentes de alho picados
- 1 pimentão verde vermelho picado
- 200 g de tomate esmagado (enlatado ou fresco)
- 1 colher de chá de ervas da Provença (ou outras ervas como tomilho ou manjericão)
- 50 g de queijo ralado (opcional, para enfeitar)
- Sal e pimenta a gosto
- 2 colheres de sopa de azeite
- Opcional: 1 abobrinha ralada ou outro vegetal de sua preferência
- Salsa fresca para decorar

Instruções:

1. Pré-aquecer o forno:
   - Pré-aqueça o forno a 180°C (350°F).

2. Preparação de berinjela:
   - Lave as berinjelas e corte-as ao meio no sentido do comprimento. Usando uma colher, remova cuidadosamente a polpa para criar barcos. Reserve a polpa da berinjela em uma tigela.

3. Cozinhando o recheio:
   - Numa frigideira grande, aqueça o azeite em fogo médio. Adicione a cebola picada e o alho picado. Frite até ficar translúcido.
   - Adicione a carne moída (ou tofu) e cozinhe até dourar e ficar cozido. Se você estiver usando vegetais adicionais, como abobrinha, adicione-os neste momento para cozinhar.
   - Incorpore a polpa reservada da berinjela, o pimentão picado e o tomate amassado. Adicione as ervas da Provença, o sal e a pimenta. Cozinhe por cerca de 5-10 minutos, até ficar bem misturado e a carne estar cozida.

4. Recheie as berinjelas:
- Preencha cada metade da berinjela com a mistura do recheio, embalando levemente.

5. Assar:
- Coloque as berinjelas recheadas em uma assadeira. Se desejar, polvilhe queijo ralado por cima. Adicione um pouco de água no fundo do prato para ajudar a manter as berinjelas úmidas durante o cozimento.
- Asse por cerca de 25 a 30 minutos ou até que as berinjelas estejam macias e a parte superior levemente dourada.

6. Decore:
- Antes de servir polvilhe com salsa fresca picada para dar cor e frescor.

Sugestões:
- Variações: Você pode substituir a carne por legumes (como lentilhas) para uma versão vegetariana.
- Acompanhamento: Sirva com salada verde ou quinoa para completar a refeição.

Essas berinjelas recheadas não são apenas deliciosas, mas também saudáveis e satisfatórias. Aproveite este prato saboroso e nutritivo!

Berinjela recheada

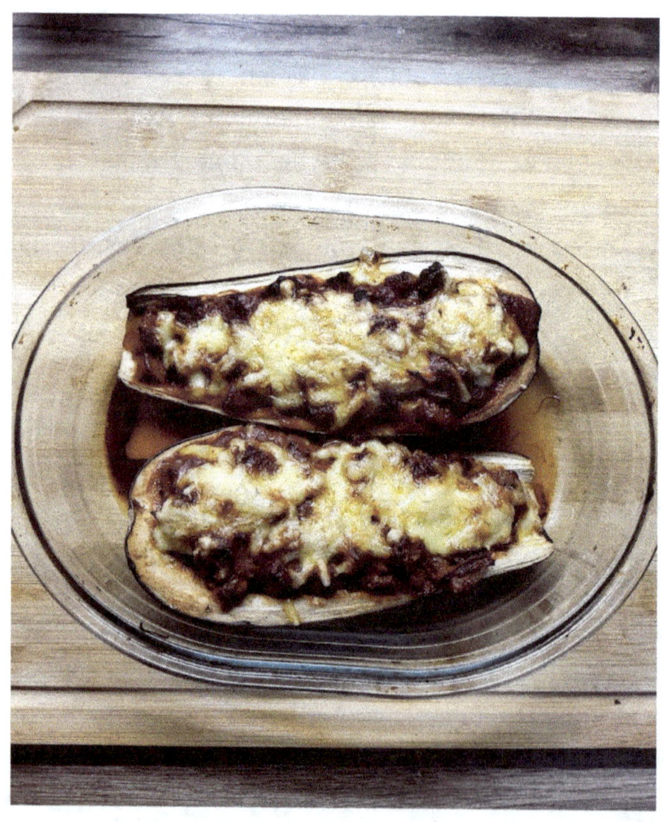

Bolinhos de Peixe Temperados

- Ingredientes: aproximadamente 2 pessoas
  - 300 g de filé de peixe branco (bacalhau, juliana, etc.)
  - 1 ovo
  - 1 colher de sopa de farinha de amêndoa ou coco
  - 1 colher de chá de cominho em pó
  - 1 colher de chá de páprica
  - Sal e pimenta
  - Azeite para cozinhar

- Instrução:

1. Misture o peixe com o ovo, a farinha, as especiarias, o sal e a pimenta até obter uma pasta homogénea.

2. Forme bolinhas e cozinhe-as numa frigideira com um pouco de azeite até dourar de cada lado. Sirva com molho de iogurte e legumes.

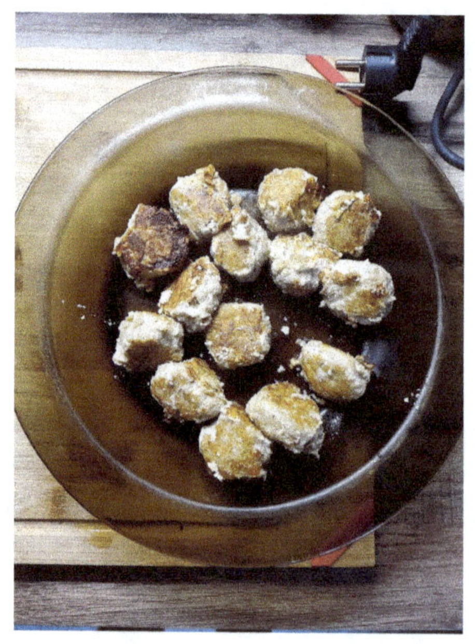

bolinhos de peixe e aveia

Se você pretende substituir a farinha de amêndoa em bolinhos de peixe condimentados, existem várias opções que podem manter a textura e o sabor. Aqui estão algumas alternativas:

1. Farinha de Coco
- Descrição: A farinha de coco é uma excelente alternativa, principalmente para receitas de baixo IG. É rico em fibras e proteínas, mas a absorção de líquidos é maior, então use um pouco menos que a quantidade de farinha de amêndoa.
- Utilização: Comece com 1/4 da quantidade necessária de farinha de amêndoa e aumente se necessário.

2. Farinha de grão de bico
- Descrição: A farinha de grão de bico é rica em proteínas e fibras, com sabor levemente a nozes, que combina bem com bolinhos de peixe.
- Utilização: Substitua a farinha de amêndoa pela mesma quantidade de farinha de grão de bico.

3. Aveia

- Descrição: A aveia tem IG moderado, mas é bastante nutritiva e pode ser usada para ligar ingredientes em bolinhos de peixe.
- Utilização: Utilize a mesma quantidade da farinha de amêndoa. Certifique-se de que não contém glúten, se necessário.

4. Sêmola de Trigo Integral (ou Farinha de Trigo Integral)

- Descrição: Se o glúten não for problema, a sêmola integral é uma boa opção para dar uma consistência agradável às almôndegas.
- Utilização: Substitua pela mesma quantidade da farinha de amêndoa.

5. Farinha de Trigo Sarraceno

- Descrição: Rica em proteínas e sem glúten, a farinha de trigo sarraceno tem sabor levemente terroso, o que pode dar um toque interessante aos seus bolinhos.
- Utilização: Utilize a mesma quantidade da farinha de amêndoa.

6. Panko ou pão ralado integral

- Descrição: Se você está procurando uma textura crocante, panko ou migalhas de pão integral podem funcionar, embora não tenham especificamente baixo IG.
- Utilização: Substitua a farinha de amêndoa por quantidade equivalente.

Outra receita básica de bolinho de peixe com especiarias

Ingredientes: aproximadamente 4 pessoas
- 500 g de peixe (como bacalhau ou salmão), esfarelado
- 1/2 xícara de farinha de amêndoa ou alternativa
- 1 ovo
- 1 colher de sopa de salsa fresca picada
- 1 colher de chá de cominho em pó
- 1 colher de chá de páprica
- 1 dente de alho picado
- Sal e pimenta a gosto
- Azeite para cozinhar

Instruções:
1. Numa tigela grande, misture o peixe em flocos, a farinha (à sua escolha), o ovo, as ervas, os temperos, o alho, o sal e a pimenta.
2. Forme bolinhas com a mistura, rolando entre as mãos.

3. Numa panela aqueça um pouco de azeite em fogo médio.

4. Cozinhe as almôndegas até dourar dos dois lados (cerca de 4-5 minutos de cada lado).

5. Sirva quente com molho de iogurte ou molho de tomate.

Estas alternativas permitir-lhe-ão fazer deliciosos bolinhos de peixe mantendo uma boa textura e um sabor apreciável. Aproveite sua comida!

Salsicha Toulouse com curry de lentilha e cenoura para fazer uma refeição completa e saborosa. Isso adicionou uma fonte adicional de proteína e realçará os sabores do prato. Veja como você pode incorporar salsicha na receita:

Salsicha Toulouse com Curry de Lentilha e Cenoura

Ingredientes: 4 pessoas

- 2 a 3 salsichas Toulouse cortadas em rodelas
- 200 g de lentilhas verdes ou marrons (cruas)
- 2 cenouras cortadas em rodelas
- 1 batata doce (opcional) cortada em cubos
- 1 cebola picada
- 2 dentes de alho picados
- 1 pedaço de gengibre fresco (cerca de 2 cm), ralado
- 400 g de tomate esmagado (enlatado ou fresco)

- 400 ml de leite de coco (ou leite de amêndoa sem
açúcar para uma versão mais leve)
- 2 colheres de sopa de azeite ou óleo de coco
- 1 colher de sopa de curry em pó (ou a gosto)
- 1 colher de chá de cominho em pó
- 1 colher de chá de açafrão em pó
- Sal e pimenta a gosto
- Coentros frescos para decorar (opcional)

Preparação:

1. Cozinhar lentilhas:
   - Lave as lentilhas em água fria e escorra-as.

2. Preparação do caril:
   - Em uma panela grande ou frigideira, aqueça o azeite
ou o óleo de coco em fogo médio.
   - Adicione a cebola picada e frite por cerca de 5
minutos até ficar translúcida.
   - Incorpore o alho e o gengibre e refogue por 1 a 2
minutos até liberarem os aromas.

3. Adicione vegetais:
   - Adicione a cenoura e a batata doce (se for usar) na panela. Cozinhe por cerca de 5 minutos, mexendo.

4. Incorporação de lentilhas e especiarias:
   - Adicione as lentilhas, o curry em pó, o cominho, a cúrcuma, o sal e a pimenta. Misture bem para cobrir os legumes e as lentilhas com temperos.

5. Incorporação de tomate e leite de coco:
   - Despeje o tomate amassado e o leite de coco na panela. Adicione também um copo de água (cerca de 200 ml) para diluir a mistura.
   - Deixe ferver, reduza o fogo e cozinhe tampado por cerca de 25-30 minutos ou até que as lentilhas e os vegetais estejam macios. Mexa ocasionalmente e adicione um pouco de água se a mistura ficar muito espessa.

6. Verificando o tempero:
   - Prove o curry e adicione sal, pimenta ou temperos a gosto.

1. Cozinhar salsichas:

- Na mesma panela que você usa para o curry, aqueça um pouco de azeite em fogo médio.

- Adicione as rodelas de linguiça Toulouse e doure-as por cerca de 5 a 7 minutos até que estejam bem cozidas. Remova-os e reserve-os.

2. Incorporação de salsichas:

- Após adicionar o tomate amassado e o leite de coco, coloque as linguiças douradas de volta na panela. Certifique-se de misturar bem para que tudo fique bem envolvido na mistura de curry.

3. Mijotagem:

- Deixe ferver tudo conforme as instruções, para que os sabores se misturem bem e os enchidos fiquem bem aquecidos.

4. Serviço:

- Sirva o curry quente, guarnecido com coentros frescos se desejar.

Sugestões:

- Se quiser que o prato fique ainda mais farto, você
também pode adicionar vegetais como espinafre ou
couve-flor durante o preparo.
- Este prato vai muito bem com quinoa, arroz integral ou
até pão integral, dependendo da sua preferência.

Desfrute deste prato nutritivo e reconfortante, que
combina o bom sabor das lentilhas e dos vegetais com a
riqueza da linguiça Toulouse!

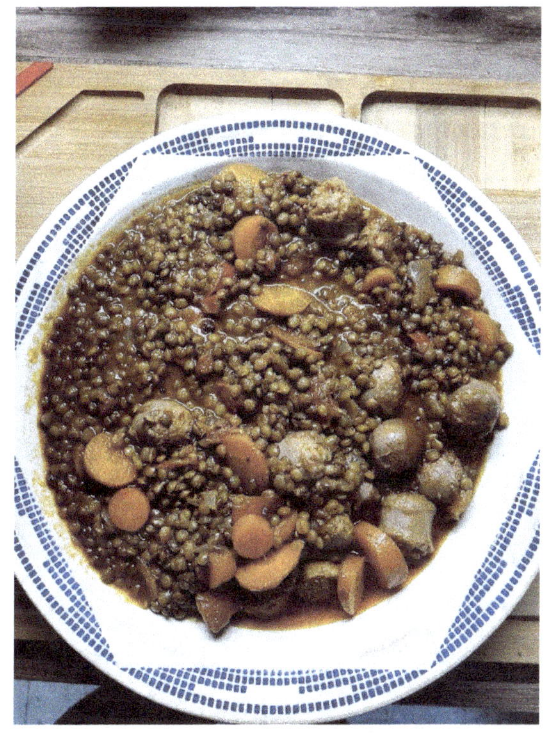

Salsichas Toulouse com Curry de Lentilha e Cenoura

Uma receita saborosa e nutritiva com abobrinha, grão de bico, cenoura, brócolis e temperos como curry e cominho. Este prato pode servir de 2 a 3 pessoas.

Caril de legumes e grão de bico

Ingredientes:
- Para a mistura de vegetais:
  - 1 abobrinha em cubos
  - 1 cenoura descascada e cortada em rodelas
  - 1 xícara de brócolis cortado em pedaços pequenos
  - 1 lata (400 g) de grão de bico escorrido e enxaguado
  - 1 cebola picada
  - 2 colheres de sopa de azeite
  - 2 dentes de alho picados (opcional)

- Para as especiarias:
  - 1 colher de chá de curry em pó

- 1 colher de chá de cominho em pó
- 1/2 colher de chá de páprica (para dar um pouco de cor)
- Sal e pimenta a gosto
- 1/2 xícara de caldo de legumes ou água (ajuste na consistência desejada)

Instruções:

1. Preparação de vegetais:
- Em uma frigideira grande ou panela, aqueça o azeite em fogo médio. Adicione as cebolas e frite-as até ficarem translúcidas.
- Adicione o alho (se for usar) e refogue por mais um minuto.

2. Adicione vegetais:
- Adicione as cenouras e misture bem. Cozinhe por cerca de 5 minutos.
- Adicione a abobrinha e o brócolis e cozinhe por mais 3-4 minutos, mexendo de vez em quando.

3. Incorporação de grão de bico:
   - Adicione o grão de bico escorrido à panela. Misture
bem para incorporar os legumes e o grão de bico.

4. Adicione especiarias:
   - Adicione o curry, o cominho, a páprica, o sal e a
pimenta. Misture bem para cobrir todos os vegetais com
temperos.
   - Despeje o caldo de legumes ou água para ajudar no
cozimento e dar uma consistência levemente cremosa.
Cozinhe por 5 a 10 minutos em fogo baixo, até os
legumes ficarem macios.

5. Mistura (opcional):
   - Se preferir uma textura lisa, pode transferir a mistura
para um liquidificador e bater até obter a consistência
desejada. Você também pode adicionar um pouco mais
de água ou caldo, se necessário.

6. Prove e sirva:
   - Prove e ajuste os temperos se necessário. Sirva
quente, acompanhado de arroz, quinoa ou pão pita se
desejar.
 Dicas de conservação:

- Este prato conserva-se bem na geladeira em recipiente hermético por 3 a 4 dias.
- Você também pode congelá-lo para uso posterior. Certifique-se de deixar esfriar completamente antes de congelar.

 Variações:
- Fique à vontade para adicionar outros vegetais que tiver em mãos, como pimentão, espinafre ou cogumelos.
- Para uma opção picante, adicione um pouco de pimenta malagueta ou pimenta vermelha em flocos.

Aproveite este prato reconfortante e nutritivo!

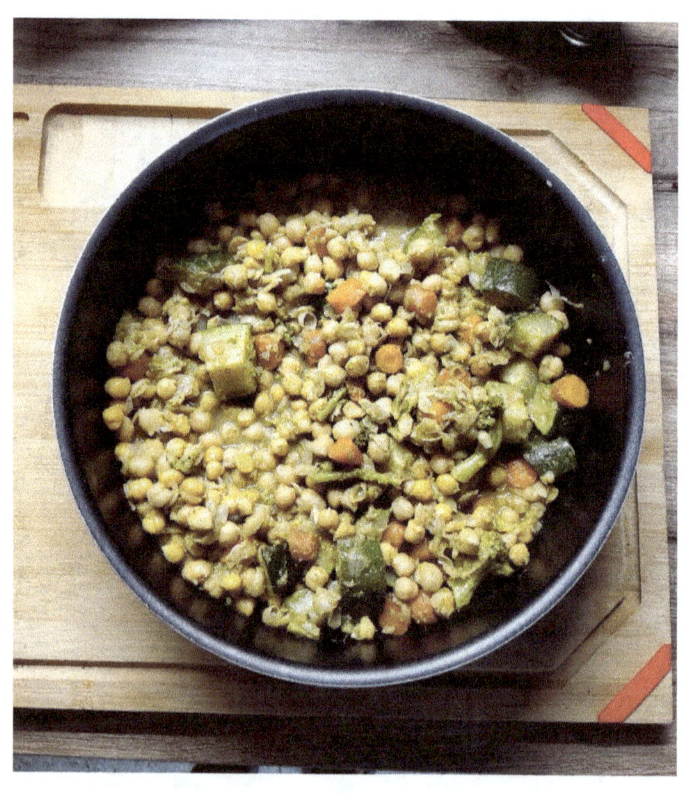

Caril de grão de bico com legumes

Aqui está mais uma receita de endívias com peito de frango gratinado, ideal para uma refeição saborosa e com baixo índice glicêmico.

Endívia com Peito de Frango Gratinado

Ingredientes (para 4 pessoas):

- 4 endívias
- 400 g de peito de frango (filé) cortado em cubos
- 150 ml de crème fraîche light (ou crème de soja para a versão sem lactose)
- 100 g de queijo ralado com baixo teor de gordura (por exemplo, queijo de cabra ou mussarela)
- 1 colher de sopa de azeite
- 1 dente de alho picado
- 1 colher de chá de mostarda (opcional)
- Sal e pimenta a gosto
- Noz-moscada (opcional, a gosto)

- Salsa fresca para decorar (opcional)

Preparação:

1. Preparação de endívias:
   - Pré-aqueça o forno a 200°C (390°F).
   - Corte as endívias ao meio no sentido do comprimento
e retire o caroço amargo. Você também pode escalá-los
em água fervente com sal por 5 minutos e depois
escorra-os. Isso ajuda a reduzir o amargor.

2. Cozinhar o frango:
   - Numa panela, aqueça o azeite em fogo médio.
Adicione o alho picado e frite por alguns minutos até
dourar.
   - Adicione o frango aos cubos e cozinhe até que
estejam bem dourados e cozidos (cerca de 7 a 10
minutos). Tempere com sal, pimenta e noz-moscada (se
for usar).
   - Se desejar, incorpore a mostarda para dar um toque
de sabor.

3. Preparação do molho:
   - Numa tigela, misture o crème fraîche com um pouco
de sal e pimenta e possivelmente um pouco de
noz-moscada.

4. Montagem do prato:
   - Num prato para gratinar, coloque as endívias planas.
Espalhe a mistura de frango sobre as endívias.
   - Despeje o creme sobre as endívias e o frango,
certificando-se de que tudo esteja bem revestido.
   - Polvilhe o queijo ralado por cima.

5. Assar:
   - Asse o prato por cerca de 20 a 25 minutos, até que o
topo esteja bem dourado e o molho borbulhe.

6. Serviço:
   - Sirva quente, guarnecido com salsa fresca se desejar.
Este prato vai bem com uma salada verde como
acompanhamento.

 Sugestões:
- Você também pode adicionar temperos como páprica
ou tomilho para variar os sabores.

- Para aumentar o teor de fibras, você pode servir este gratinado com acompanhamento de quinoa ou legumes.

Este gratinado de endívia com peito de frango é delicioso e consistente com uma dieta de baixo índice

glicêmico. Aproveite sua comida!

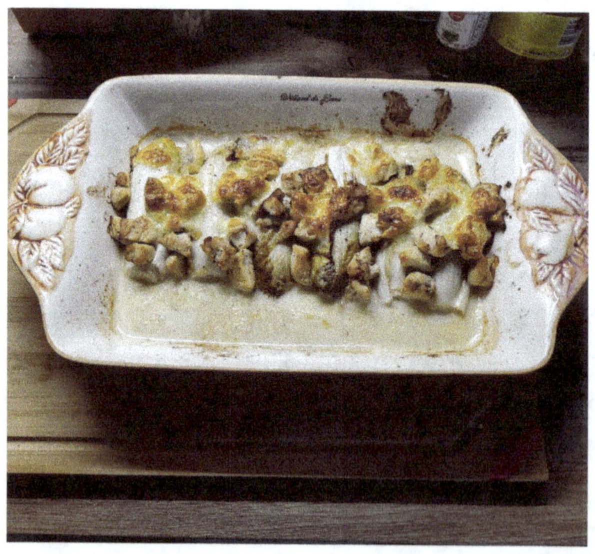

com creme de coco, noz-moscada, mostarda, gratinado com mussarela

Aqui está 1 receita de sobremesa ou lanche

receita à base de aquafaba

Aqua Faba é o líquido que sobra após o cozimento de legumes, como o grão de bico. É um excelente substituto vegano da clara de ovo e pode ser utilizado em diversas receitas, incluindo merengues, mousses ou maionese.

Definição de aqua faba:
- Aqua faba: É o líquido espesso e viscoso obtido ao cozinhar legumes como o grão de bico ou ao usar o líquido conservante de uma lata de legumes. Pode ser usado como substituto da clara do ovo em muitas receitas, principalmente para pessoas que seguem uma dieta vegana ou têm alergia ao ovo.

Aqua Faba é uma alternativa versátil e valiosa na culinária vegana, permitindo criar pratos cremosos e leves sem produtos de origem animal.

Bolo De Limão Com Aqua Faba

Ingredientes:
- 100 g de farinha de aveia (ou farinha de baixo IG)
- 120 g de aquafaba (cerca de 1/2 xícara)
- 60 g de xarope de bordo ou adoçante de baixo IG
- Suco e raspas de limão (cerca de 30-40 g de suco)
- 10 g de fermento em pó
- Uma pitada de sal

Instruções:
1. Pré-aquecimento: Pré-aqueça o forno a 180°C (350°F). Forre uma forma de bolo com papel manteiga ou unte levemente.

2. Misture os ingredientes secos: Em uma tigela, misture a farinha de aveia, o fermento e o sal.

3. Prepare a mistura úmida: Em outra tigela, bata o aqua faba com o xarope de bordo, o suco de limão e as raspas de limão.

4. Combine as misturas: Incorpore a mistura úmida aos ingredientes secos. Misture delicadamente até obter uma pasta homogênea.

5. Asse: Despeje a massa na assadeira preparada e alise a superfície. Asse por 25 a 30 minutos ou até que um palito inserido no centro saia limpo.

6. Deixe esfriar e sirva: Deixe o bolo esfriar na forma por 10 minutos antes de transferi-lo para uma gradinha para esfriar completamente. Sirva simples ou com uma cobertura leve de iogurte e compota de frutas.

Aproveite sua comida!

Bolo de limão Aqua faba

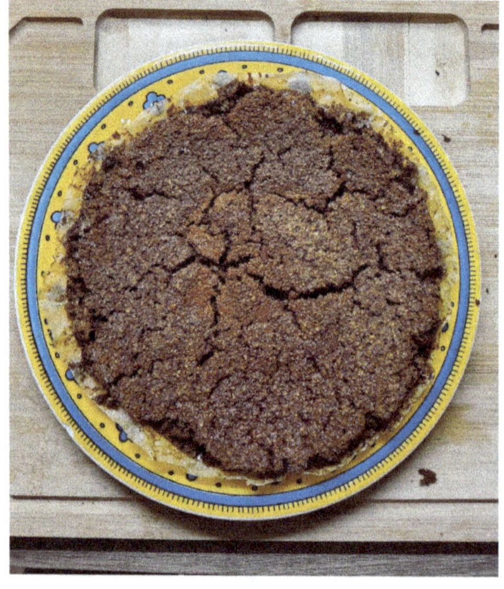

Aqui estão algumas receitas de smoothies de baixo IG que são deliciosas e nutritivas. Esses smoothies usam ingredientes de baixo IG para ajudá-lo a se manter saudável e ao mesmo tempo satisfazer seus desejos.

Smoothie de chocolate e banana

Ingredientes:
- 1 xícara de leite de amêndoa ou outro leite vegetal sem açúcar
- 1/2 banana (melhor se não estiver muito madura para um IG baixo)
- 1 colher de sopa de cacau em pó sem açúcar
- 1 colher de sopa de manteiga de amêndoa ou nozes
- 1 punhado de espinafre (para nutrientes extras, opcional)
- Sorvete (opcional)

Instruções:
1. Misture todos os ingredientes no liquidificador.
2. Misture até ficar homogêneo.
3. Ajuste com um pouco mais de leite de amêndoa se necessário.
4. Sirva gelado.

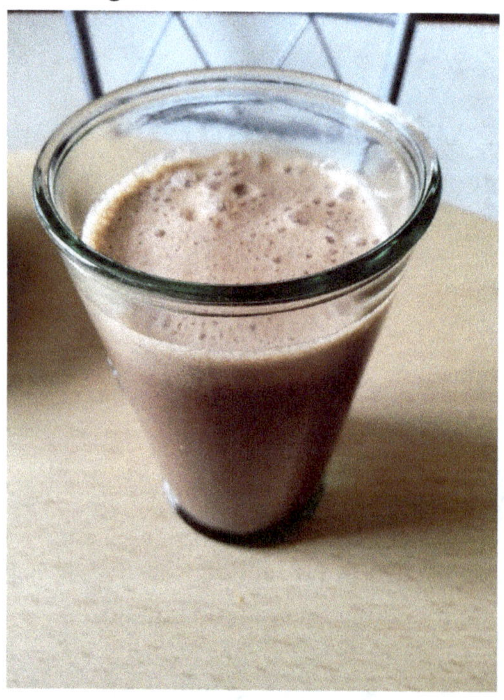

Smoothie de chocolate/banana

Smoothie de pera e canela

Ingredientes:
- 1 pêra madura, descascada e fatiada
- 1 xícara de leite de amêndoa sem açúcar
- 1 colher de chá de canela
- 1 colher de sopa de sementes de chia
- 1/2 colher de chá de baunilha (opcional)
- Sorvete (opcional)

Instruções:
1. Coloque todos os ingredientes no liquidificador.
2. Misture até ficar homogêneo e cremoso.
3. Aproveite imediatamente.

Observações:

- Você sempre pode ajustar a doçura dos seus smoothies de acordo com seus gostos e necessidades, adicionando um adoçante natural (como um pouco de mel, embora tenha maior IG em pequenas quantidades).
- Os smoothies podem ser um pouco personalizados dependendo do que você tem em sua cozinha, mas lembre-se de escolher frutas e vegetais de baixo IG para ficar dentro da faixa desejada.

Bom smoothie!

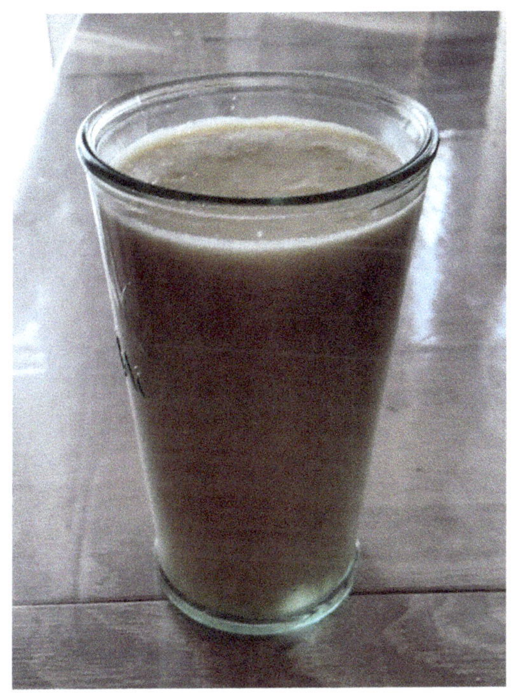

Pêra/canela

Também é possível fazer compota com medronho, sendo uma excelente ideia saborear essa fruta deliciosa e menos conhecida. As plantas de medronheiro têm baixo índice glicêmico, o que as torna compatíveis com uma dieta de baixo índice glicêmico (baixo IG). Aqui está uma receita simples de compota de medronho:

Compota de medronho

Ingredientes:
- 500 g de medronho (frutos maduros)
- 1 a 2 colheres de sopa de xarope de agave ou adoçante de sua preferência (ajuste a gosto)
- 1 colher de chá de suco de limão
- Opcional: uma pitada de canela ou baunilha para realçar o sabor

Instruções:

1. Preparação do medronho:
  - Lave bem os medronheiros para retirar eventuais
impurezas. Remova os caules e quaisquer pedaços de
folhas.

2. Cozinhar:
  - Num tacho coloque o medronho, o sumo de limão e o
xarope de agave. Você pode adicionar um pouco de água
(cerca de 2 a 3 colheres de sopa) para evitar que grude
no fundo da panela.
  - Aquecer em lume médio, mexendo de vez em
quando, até o medronho começar a decompor-se e a
libertar o seu sumo (cerca de 10-15 minutos).

3. Mistura:
  - Assim que a fruta estiver bem cozida, retire a panela
do fogo. Você pode deixar a compota grossa se quiser ou
usar uma varinha mágica para obter uma textura lisa.

4. Ajuste de sabor:

  - Prove a compota e ajuste o nível de doçura adicionando mais xarope de agave se necessário. Se optar por incorporar canela ou baunilha, adicione-os neste momento.

5. Resfriamento:

  - Deixe a compota esfriar antes de transferi-la para uma jarra ou recipiente hermético. Ele ficará na geladeira por vários dias.

Sugestões:
- Utilização: Esta compota pode ser servida com iogurte natural, em panquecas ou ainda como cobertura de sobremesas de baixo IG.
- Variações: Você pode adicionar outras frutas como maçãs ou peras para variar os sabores.

Aproveite a sua compota de medronho, uma forma deliciosa de saborear esta fruta mantendo um baixo índice glicémico!

Compota de medronho não filtrado

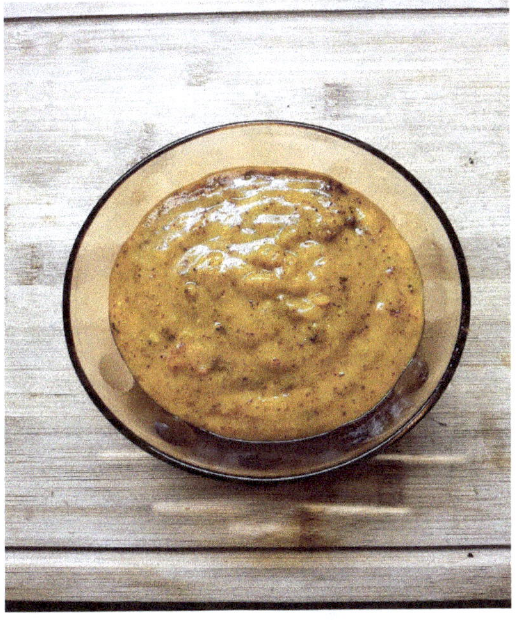

Compota de medronho filtrada

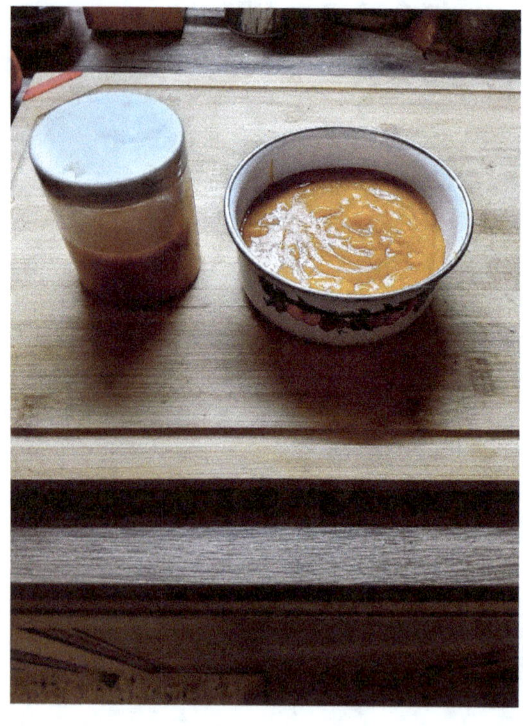

BOLOS Doces com Aveia Okara

Ingredientes:
- 150 g de okara d'avoine
- 100g de aveia
- 2 bananas maduras amassadas
- 2 ovos
- 50 g de mel ou xarope de bordo
- 1 colher de chá de canela
- 1/2 colher de chá de bicarbonato de sódio
- Uma pitada de sal
- 50 g de nozes ou amêndoas picadas (opcional)

Instruções:

1. Prepare a mistura:
   - Numa tigela, misture a aveia, a aveia, o purê de banana, os ovos, o mel, a canela, o bicarbonato e o sal. Adicione nozes, se desejar.
   - Misture até obter uma consistência homogênea.

2. Cozinhando as panquecas:
  - Em uma panela quente e levemente untada com óleo, coloque as colheradas da mistura.
  - Cozinhe cada hambúrguer por cerca de 3-4 minutos de cada lado até dourar.

3. Sirva:
  - Sirva quente, eventualmente com um pouco de iogurte ou fruta fresca.

Biscoitos de aveia, banana, compota em vez de mel,

canela, noz-moscada, passas

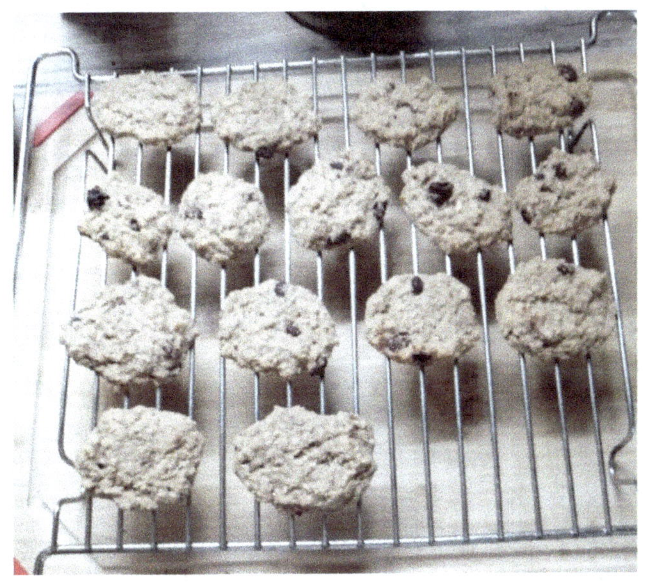

Aqui está uma receita de biscoitos de aveia, farinha de aveia e compota de maçã, com um toque de coco, que tem baixo índice glicêmico. Esses biscoitos são saudáveis, deliciosos e fáceis de fazer!

Biscoitos com aveia

Ingredientes

- Para biscoitos:
  - 150g de aveia
  - 100 g de farinha de aveia
  - 100 g de purê de maçã sem adição de açúcar (ou purê de banana para um sabor diferente)
  - 50 g de óleo de coco derretido (ou azeite)
  - 50 g de coco ralado sem açúcar

  - 50 g de mel ou xarope de agave (ajustar a gosto ou use adoçante se desejar)
  - 1 colher de chá de baunilha

- 1/2 colher de chá de bicarbonato de sódio
- 1/2 colher de chá de canela (opcional)
- 1 pitada de sal
- 50 g de gotas de chocolate amargo (opcional, escolha chips de baixo IG)

Instruções

1. Pré-aqueça o forno:
   - Pré-aqueça o forno a 180°C (termostato 6) e forre um tabuleiro com papel manteiga.

2. Misturando ingredientes secos:
   - Numa tigela grande, misture a aveia, a farinha de aveia, o bicarbonato, a canela e o sal.

3. Misturando ingredientes úmidos:
   - Em outra tigela, misture a purê de maçã, o óleo de coco derretido, o mel (ou xarope de agave) e o extrato de baunilha.

4. Incorporação de misturas:
   - Adicione a mistura úmida à mistura seca e mexa até
incorporar bem. Se estiver usando gotas de chocolate,
misture-as neste momento.

5. Adicionando coco:
   - Adicione o coco ralado e misture novamente até
incorporar bem.

6. Forme os biscoitos:
   - Com uma colher de sopa, coloque porções de massa
na assadeira, deixando um pequeno espaço entre cada
biscoito.

7. Cozinhar:
   - Asse por cerca de 12 a 15 minutos ou até que as
bordas estejam levemente douradas.

8. Resfriamento:
   - Deixe os biscoitos esfriarem na assadeira por alguns
minutos e depois transfira-os para uma gradinha para
esfriar completamente.

Aproveite sua comida!

Esses biscoitos de aveia, aveia, compota de maçã e coco
são perfeitos para um lanche saudável. São macios,
nutritivos e deliciosos! Aproveitar!

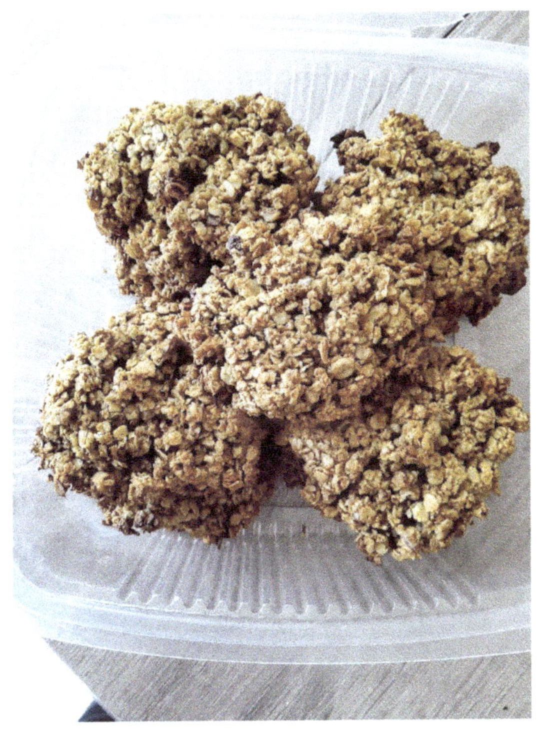

Biscoitos de amêndoa

Aqui está uma receita de pudim sem massa e com baixo índice glicêmico. Este pudim é leve e saboroso, perfeito para uma sobremesa indulgente sem culpa.

Pudim sem massa

Ingredientes:
- 500 ml de leite (ou leite de amêndoa sem açúcar para a versão sem lactose)
- 3 ovos
- 50 g de xarope de agave ou xarope de bordo (ou um adoçante de baixo IG, como estévia ou eritritol)
- 1 sachê de açúcar baunilhado ou 1 colher de chá de extrato de baunilha
- 1 colher de sopa de amido de milho (ou fécula de batata para a versão sem glúten)
- Uma pitada de sal

Instruções:

1. Pré-aquecer o forno:
   - Pré-aqueça o forno a 180°C (350°F).

2. Preparação da mistura:
   - Numa saladeira, bata os ovos com o xarope de agave
   (ou adoçante) e a baunilha. Em seguida adicione o sal e o
   amido de milho e misture bem até obter uma pasta
   homogênea.

3. Adicione o leite:
   - Numa panela aqueça o leite em fogo médio até ficar
   morno, sem ferver. Adicione o leite morno à mistura de
   ovo e açúcar e mexa bem.

4. Despeje a mistura:
   - Despeje a mistura em uma forma de pudim ou em
   ramequins individuais, tomando cuidado para não encher
   demais (o preparo vai inchar um pouco durante o
   cozimento).

5. Banho-maria:
   - Coloque a(s) forma(s) em uma assadeira com água
quente até a metade (banho-maria). Isso ajudará o pudim
a cozinhar uniformemente e a permanecer macio.

6. Cozinhar:
   - Asse por cerca de 30 a 40 minutos ou até que o
pudim fique firme ao toque e ao espetar uma faca saia
limpo.

7. Resfriamento:
   - Deixe o pudim esfriar até a temperatura ambiente e
leve à geladeira por pelo menos 2 horas antes de comer.

 Sugestões:
- Caramelo light: Se quiser um toque de caramelo,
pode-se fazer um caramelo light com um adoçante como
o eritritol (aquecendo suavemente até obter uma cor
dourada) e despejar no fundo das formas antes de
adicionar o preparo do pudim .
- Variações: Você pode adicionar raspas de limão ou
laranja para dar um toque de frescor.

Este pudim é leve, cremoso e perfeito para uma sobremesa de baixo índice glicêmico. Aproveite com frutas frescas para ainda mais sabor!

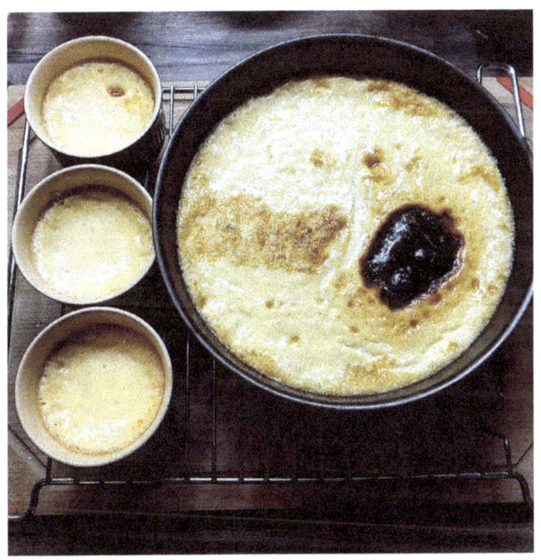

Pudim sem massa

Frutas Assadas com Especiarias

- Ingredientes:
  - 2 maçãs ou peras cortadas em quartos
  - 1 colher de sopa de azeite
  - 1 colher de chá de canela
  - 1/2 colher de chá de noz-moscada
  - Nozes ou amêndoas para crocante (opcional)

- Preparação:
  1. Pré-aqueça o forno a 200°C. Misture as rodelas de fruta com o azeite e as especiarias.
  2. Coloque num tabuleiro forrado com papel vegetal e leve ao forno durante 20-25 minutos.
  3. Sirva quente, acompanhado de iogurte natural ou uma bola de sorvete sem açúcar.

Estas sobremesas não são apenas deliciosamente satisfatórias, mas também adequadas para uma dieta de

baixo índice glicêmico. Aproveite junto com sua família
e amigos!

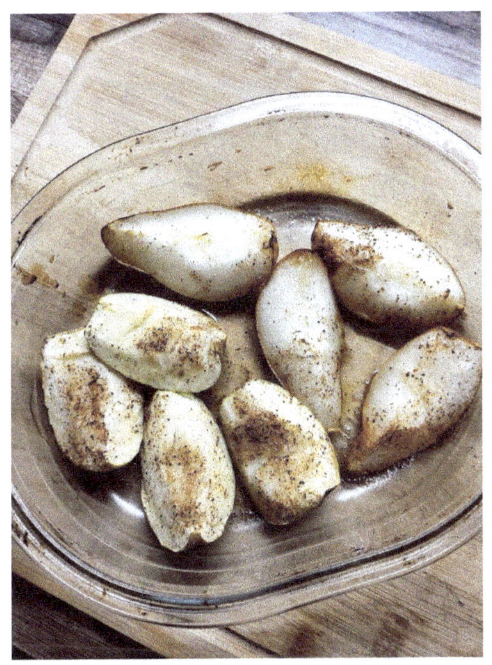

Maçãs e peras assadas, canela e noz-moscada

Faça um bolo com farinha de trigo sarraceno, ovos, banana, fermento ou fermento em pó e coco ralado, substituindo o açúcar por mel ou açúcar mascavo. Aqui está uma receita simples adequada para alimentos com baixo índice glicêmico:

Bolo De Trigo Sarraceno E Banana

Ingredientes:
- 200 g de farinha de trigo sarraceno
- 2 ovos
- 2 bananas maduras (de onde vem um sabor doce e úmido)
- 1 copo pequeno de leite vegetal de sua preferência
- 1 saqueta de fermento em pó (ou fermento em pó)
- 50g de coco ralado

- 2 a 3 colheres de sopa de mel ou açúcar mascavo
(ajustar a gosto)
- 1 pequena pitada de sal
- Algumas nozes ou sementes para triturar (opcional)

 Instruções:
1. Pré-aquecimento Pré-aqueça o forno a 180°C
(termostato 6).
2. Preparação das bananas Numa tigela grande, amasse
as bananas com um garfo até obter um puré.
3. Misture os ingredientes molhados: Adicione os ovos e
o mel ou açúcar mascavo, o leite ao purê de banana e
misture bem.
4. Coloque os ingredientes secos em outra tigela, misture
a farinha de trigo sarraceno, o fermento, o coco ralado e
o sal. Em seguida, incorpore essa mistura aos
ingredientes úmidos.
5. Mistura final: Mexa delicadamente até que os
ingredientes estejam bem combinados. Se desejar,
adicione nozes ou sementes neste momento.
6. Cozinhar:
Despeje a massa em uma fôrma previamente untada ou
forrada com papel manteiga. Asse por cerca de 30-35

minutos ou até que uma faca inserida no centro saia
limpa.
7. Resfriamento: Deixe o bolo esfriar por alguns minutos
na forma, depois desenforme e deixe esfriar
completamente sobre uma gradinha.

 Conselho :
- Você pode adicionar especiarias como canela ou
baunilha para dar mais sabor.
- Para uma textura mais macia, você pode substituir
parte da farinha de trigo sarraceno por farinha de
amêndoa, se preferir.

Este bolo é nutritivo e ideal para um lanche ou
sobremesa, ao mesmo tempo que apresenta um baixo
índice glicémico graças à utilização dos ingredientes
mencionados. Aproveite sua comida!

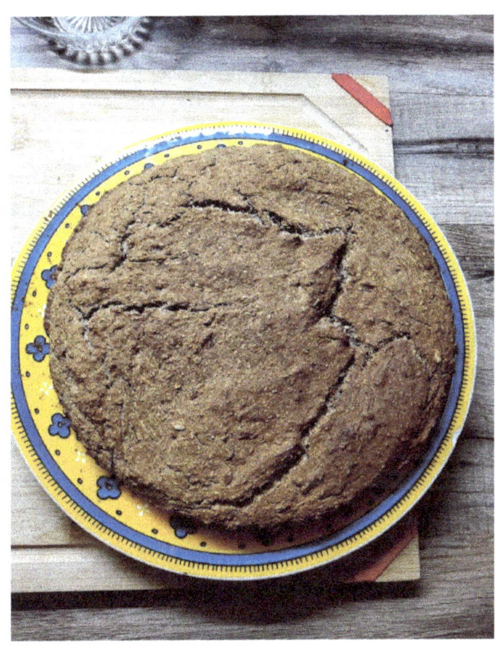

Bolo de trigo sarraceno e banana

A manteiga de amendoim é um ótimo ingrediente para sobremesas e lanches saborosos e nutritivos. Aqui estão algumas ideias criativas para integrá-lo em suas receitas, garantindo ao mesmo tempo um baixo índice glicêmico:

Smoothie de maçã e manteiga de amendoim com sementes de chia

Ingredientes:
- 1 xícara de leite desnatado ou 1/2 xícara de requeijão
- 1 maçã cortada em pedaços (você também pode usar 1/2 laranja ou uma pêra se preferir)
- 1 a 2 colheres de sopa de pasta de amendoim sem açúcar
- 1 colher de sopa de sementes de chia
- Um pouco de coco ralado (açúcar de baunilha, a seu gosto)

- Alguns cubos de gelo (opcional, dependendo da consistência desejada)

Instruções:
1. No liquidificador, adicione o leite desnatado ou o requeijão.
2. Adicione os pedaços de maçã, a manteiga de amendoim, as sementes de chia e o coco.
3. Misture até ficar homogêneo. Se quiser uma textura mais fria, adicione cubos de gelo e bata novamente.
4. Prove e ajuste a doçura com açúcar baunilhado, se necessário.
5. Despeje em um copo e divirta-se!

Este smoothie é rico em proteínas e fibras, ideal para um café da manhã ou lanche nutritivo. Você também pode personalizar esta receita de acordo com seu gosto!

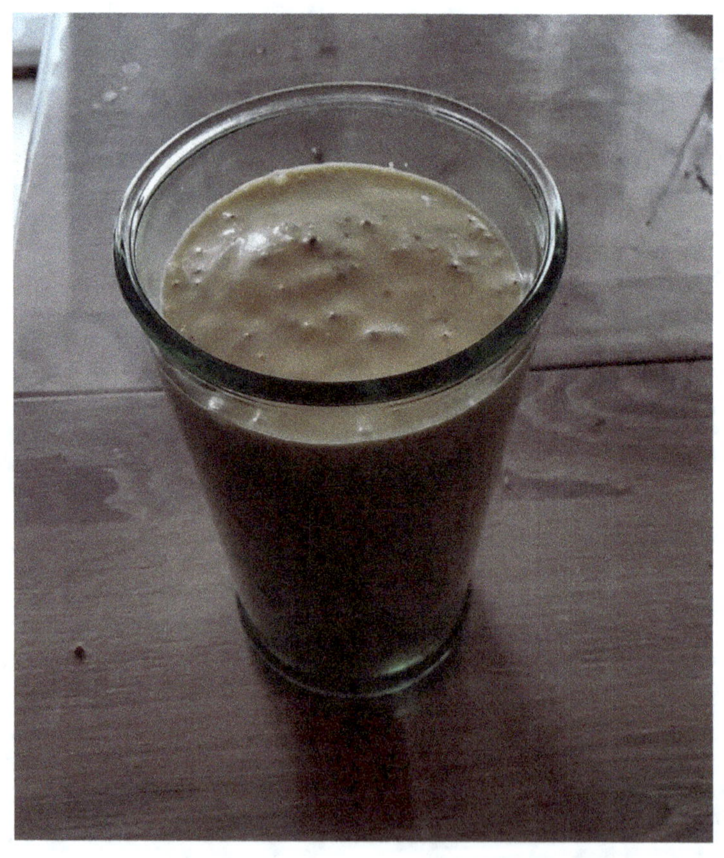

Smoothie 1/2 laranja, queijo cottage, manteiga de amendoim sem açúcar, sementes de chia, coco ralado

Fatias de maçã com manteiga de amendoim

Uma maneira rápida e fácil de saborear a manteiga de amendoim é espalhá-la nas rodelas de maçã. Isso faz um lanche crocante e saudável! Adicione uma pitada de canela para dar ainda mais sabor.

Essas ideias permitirão que você use deliciosamente a manteiga de amendoim em suas sobremesas e lanches, mantendo um baixo índice glicêmico. Aproveitar!

Bolas energéticas de manteiga de amendoim

Ingredientes
- 1 xícara de aveia (prefira aveia de cozimento rápido para uma textura mais fina)
- 1/2 xícara de manteiga de amendoim natural, sem adição de açúcar
- 1/4 xícara de mel ou xarope de agave (ajuste a gosto)
- 1/4 xícara de sementes de chia ou linhaça (para fibra)
- 1/4 xícara de chocolate amargo picado (pelo menos 70% cacau)
- Opcional: coco ralado ou frutas secas (sem adição de açúcar)

Instruções:
1. Em uma tigela grande, misture todos os ingredientes até incorporar bem.
2. Forme bolinhas com a mistura e coloque-as em uma assadeira coberta com papel manteiga.

3. Leve à geladeira por pelo menos 30 minutos antes de saborear. Guarde as bolas em um recipiente hermético na geladeira.

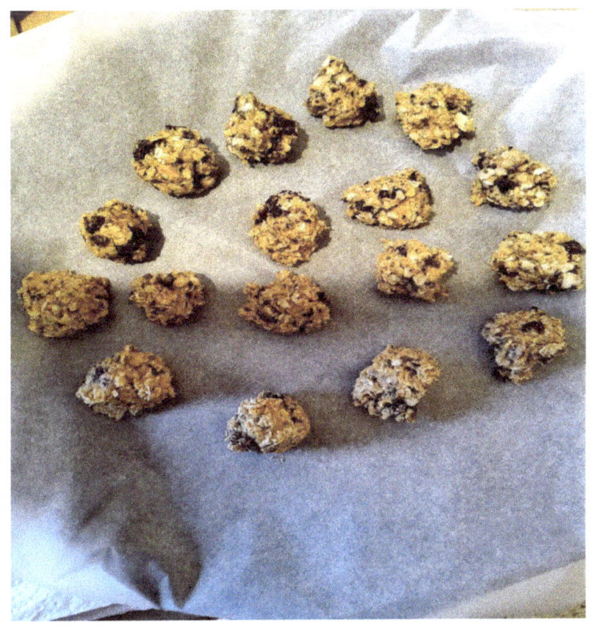

bolas energéticas, manteiga de amendoim, gotas de chocolate

Ideias de refeições

cardápio totalmente balanceado e saboroso respeitando o baixo índice glicêmico (baixo IG), aqui fica uma avaliação dos pratos escolhidos:

1. Bolinhos de peixe temperados

- Benefícios: O bolinho de peixe é rico em proteínas, o que é excelente para saciedade e saúde. As especiarias também podem fornecer benefícios antiinflamatórios.
- Sugestões: Para manter a refeição com baixo IG, escolha com cuidado os ingredientes, principalmente a farinha usada para dar liga nas almôndegas, e evite adicionar ingredientes ricos em açúcar.

2. Molho de Iogurte

- Benefícios: O iogurte, principalmente o iogurte natural sem adição de açúcar, é rico em proteínas e probióticos, o que promove a saúde digestiva.

- Sugestões: Pode enriquecer o molho com ervas frescas (como hortelã ou salsa) ou especiarias (como cominhos) para melhor sabor.

3. Salada de Bulgur com Legumes

- Benefícios: O Bulgur tem um IG moderado, mas permanece relativamente inferior a outros tipos de carboidratos refinados. É rico em fibras e nutrientes.
- Sugestões: Certifique-se de usar uma variedade de vegetais frescos (como tomate, pepino, pimentão e espinafre) para maximizar as vitaminas e minerais da salada. Evite molhos doces para temperar.

4. Dois queijinhos suíços com compota de medronho

- Benefícios: Petits suisses são uma excelente fonte de proteínas e são relativamente pobres em carboidratos. A compota de medronho, se não tiver adição de açúcares, pode proporcionar um toque de doçura, mantendo um IG

baixo, porque os medronheiros têm um IG relativamente baixo.
- Sugestões: Se estiver usando uma compota pronta, verifique o rótulo para ter certeza de que não há adição de açúcares. Você também pode fazer sua própria compota sem açúcar.

Conclusão

Esta refeição parece bem equilibrada com proteínas, gorduras boas e hidratos de carbono adequados, sendo ao mesmo tempo rica em vegetais. Apenas certifique-se de controlar as porções e escolher ingredientes sem adição de açúcar para realmente manter o IG baixo.
Isto deve permitir-lhe desfrutar da sua refeição em paz!
Aproveite sua comida!

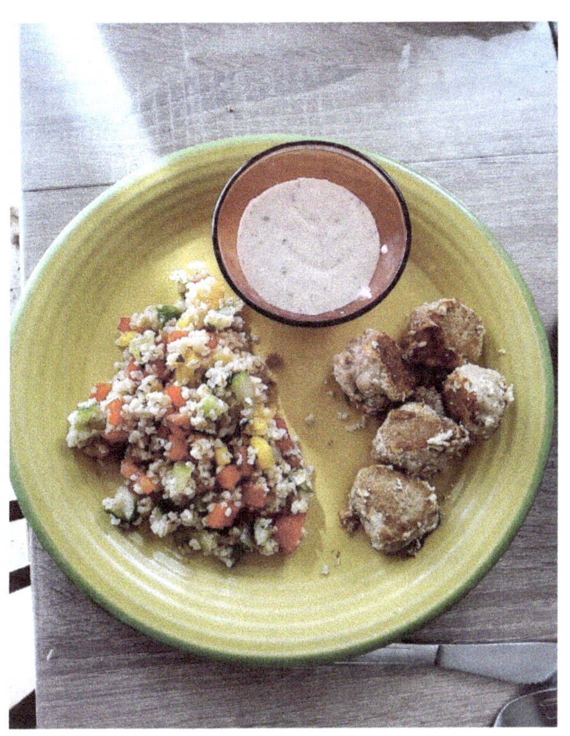